FENG SHUI PARA ESTE 2019

ATRAE MUCHO DINERO Y BUENA SUERTE A TU VIDA, SALUD, AMOR, ABUNDANCIA Y MUCHA RIQUEZA ESTE NUEVO AÑO PARA TI, TU FAMILIA Y TU HOGAR

Jorge O. Chiesa

Índice

Introducción: Para empezar...
¿Qué es el Feng Shui?

Feng Shui (pronunciado fung shway) es una antigua práctica china que involucra el arte y la ciencia. Ha existido durante miles de años. La práctica se basa en las leyes del cielo y la tierra para ayudar a las personas a equilibrar sus energías dentro de un espacio. Esto es para ayudarles a recibir fortuna y salud.

La palabra "feng" significa viento y "shui" significa agua. Por lo tanto, Feng Shui significa "viento y agua". Los chinos locales colocan el viento que es suave y el agua que es clara en un solo lugar. Es para representar la buena salud y la cosecha.

Feng Shui se enorgullece de pensar que la tierra incluye Chi. El trabajo Chi tiene que ver con la energía. En la antigüedad, los chinos locales afirmaban que la energía de la tierra sería buena o mala para los demás.

El Feng Shui proviene de los ideales taoístas para tratar con la naturaleza. El taoísmo trata de creencias religiosas y filosóficas. El taoísmo tiene una fuerte influencia en Asia.

El taoísmo también es responsable del nacimiento de los conceptos yin y yang. El yin y el yang tratan aspectos opuestos de un fenómeno o comparan dos fenómenos. Representan la calidad de la correspondencia que se encuentra en la mayoría de las áreas de la ciencia y la filosofía chinas. Un ejemplo de esto sería la antigua medicina china.

Además de eso, los cinco elementos principales del Feng Shui también se derivan del Feng Shui. Cuando se hace un análisis de Feng Shui, se utilizan la brújula y el Ba-Gua. El Ba-Gua es una rejilla que se crea en forma de octágono.

Esta cuadrícula tiene símbolos del I Ching. De hecho, el Feng Shui se basa en esta premisa. Para que usted pueda conectar las áreas de su hogar con el Feng Shui, usted necesita entender el concepto de Ba-Gua.

La brújula es también conocida como "lo-pan", trabaja para obtener información adicional sobre una instalación. La aguja magnética está rodeada de anillos concéntricos que se colocan estratégicamente. La palabra "lo" significa todo y "pan" significa tazón. Lo-pan se usa para abrir los misterios del universo.

Al aprender Feng Shui, usted tiene que comenzar en el nivel básico para que usted entienda el proceso entero. Después de que usted tuviera una buena comprensión de Feng Shui en el nivel básico, usted conseguirá resultados fenomenales. Los resultados afectarán la forma en que usted percibe el Feng Shui. Usted querrá usarlo regularmente en su casa y en su negocio.

Cuando usted está comprometido con el Feng Shui, necesitará curas para tener una vida mejor. Hay diferentes cosas que se pueden utilizar para lograr esto. Aquí hay cinco de ellos:

> Acuarios
> Fuentes

> Cristales
> Colores
> Relojes

Los métodos del Feng Shui

Algunos de los métodos son fáciles de usar; sin embargo, cuando se trata de la parte principal, puede tomar un tiempo, como varios años para acostumbrarse. Aprender Feng Shui no es tan fácil como la gente puede pensar que es.

Para este tipo de configuración, siempre debe comenzar desde el principio con lo básico y luego ascender. Hace que sea fácil para ti y para los demás seguir adelante. Entonces usted puede hacer pasos graduales a las fases avanzadas de Feng Shui. Para empezar, aquí hay algunas cosas que puede implementar:

- Aire y luz de buena calidad - Usted debe tener esto en su casa para dominar los principios del Feng Shui. Puedes beneficiarte de tener un buen Chi cuando incorporas a ambos.

Para poder aplicar este principio, es una buena idea permitir que la luz natural entre en su hogar. Las ventanas deben estar abiertas con frecuencia. Si usted es un amante de las plantas, invierta en algunas plantas purificadoras de aire para el Feng Shui.

- Ba-Gua - Usa la brújula para activar el mapa de energía en tu casa. Cuando usted se conecta con su Ba-Gua, usted descubrirá qué áreas o habitaciones de su casa están conectadas con el concepto de Feng Shui.

- Deshazte del desorden - Debes desechar todo lo que no signifique nada para ti o te recuerde los malos acontecimientos o sentimientos de tu vida. Si tiene mucho desorden, no se puede quitar todo de la noche a la mañana.

Después de hacerlo, sentirá como si se le hubiera quitado una pesada carga de los hombros. Esta es una cosa muy importante de hacer porque usted tendrá una liberación. También le será más fácil pasar a la siguiente fase.

- **Cinco Elementos** - Familiarícese con los cinco elementos del Feng Shui. Para ciertas áreas, algunos elementos tendrán que ser más fuertes. Esto depende de lo que intentes atraer en tu vida. También depende del área de su casa que usted está buscando para implementar el Feng Shui.

- **Elemento del Nacimiento** - La madera y el fuego son considerados elementos y junto con eso usted necesitará un color para corresponder con los elementos. Además de eso, usted necesitará incorporar las formas para emparejar el elemento y el color para Feng Shui.

Los cinco elementos del Feng Shui

El principio de los cinco elementos es importante para el concepto de Feng Shui. Trabajan de ciertas maneras de acuerdo con la rotación de los Ciclos Productivos y Destructivos. Los cinco elementos se corresponden con un color determinado. Algunos de los elementos utilizarán más de un color. La mejor manera de utilizar estos elementos es abrir su espacio a más felicidad.

Aquí están los cinco elementos y sus colores correspondientes:

- **Madera** - Representa y proporciona energía para la salud y la vitalidad; también representa la abundancia y se considera una cura para la riqueza y la prosperidad. Este elemento reside en las áreas Este y Sureste de su espacio. El elemento de madera también es bueno para su uso en el sur. Los colores del elemento de madera son marrón y verde.

- **Fuego** - Representa alta energía y pasión; proporciona energía a las cosas que están relacionadas con la carrera. También le proporcionará asistencia para que se le reconozca en sus logros. Este elemento reside en las áreas Sur, Noreste y Suroeste de su espacio. Los colores del Elemento Fuego son Rojo, Naranja, Púrpura, Rosa y Amarillo Fuerte.

- **Agua** - Representa facilidad, abundancia y frescura; también representa calma y pureza. El agua representa la abundancia y se considera una cura para el Feng Shui. Se puede utilizar en las áreas Norte, Este y Sudeste de su espacio. Los colores de Water Element son azul y negro.

- **Tierra** - Representa ser estable y nutrirse; también representa la protección de sus relaciones. Se puede utilizar en las áreas Noreste, Sureste y Centro de su espacio. Los colores del Elemento Tierra son el beige y el amarillo.

- **Metal** - Representa ser preciso y claro; también representa exactitud y eficiencia. Puedes vivir con claridad y luz. Se puede utilizar en las áreas Oeste, Norte y Noroeste de su espacio. El Elemento Metálico es ideal para su hogar o negocio. Los colores de Metal Element son blanco y gris.

Los ciclos Productivo y Destructivo controlan los cinco elementos del Feng Shui. La madera forma parte del Ciclo Productivo que produce el Elemento Agua. El Ciclo continúa con la creación del Fuego, la Tierra, el Metal y por último, pero no menos importante, el Agua, en ese orden. El Ciclo no se detiene y no se complementa entre sí. También mantienen un flujo positivo entre ellos.

Aunque está en el extremo opuesto, el Ciclo Destructivo tiene tanta importancia como el Ciclo Productivo. Cualquier cosa que sea negativa o contribuya a la descomposición se elimina. Esto deja paso a cosas que son positivas y ayudarán en el proceso de Feng Shui.

Con este Ciclo, la Madera es responsable de la separación de la Tierra. La Tierra a su vez, absorbe el agua; el agua apaga el fuego; el fuego derrite el metal; y el metal corta la madera. Este también es otro ciclo que gira en círculos y no se detiene.

Necesitará usar colores diferentes para cada dirección:

- ✓ *Este y Sudeste* - Verde dominante

- ✓ *Sur* - Rojo dominante

- ✓ *Sudoeste* - Amarillo dominante

- ✓ *Oeste y Noroeste* - Blanco o metálico dominante

Con las direcciones y esquemas de colores, se pueden utilizar colores alternativos para los básicos. El azul y el negro se pueden utilizar para el este y el sureste. Cualquier cosa de la familia roja puede ser usada para el suroeste y noroeste.

Cualquier cosa de la familia de los amarillos, beige y marrones, junto con cualquier combinación, se puede utilizar para el Oeste y el Noroeste. El blanco es el color utilizado en el Norte porque el Metal crea Agua. En el Sur, el verde puede ser usado porque la Madera crea Fuego.

Los colores no tienen que estar de pie por sí mismos. Pueden ser complementados o combinados con otros para crear declaraciones poderosas. Con el Feng Shui, usted debe mantener el equilibrio y la armonía. Estos atributos son necesarios para mantener el flujo de Chi en un formato positivo.

La energía Yang proviene del Elemento Fuego. Está representado por el color rojo.   Otras cosas que ayudan a proporcionar más energía son las velas y las luces. Si quieres más intimidad en lo que respecta a estar cerca, se necesitaría la energía de la Tierra. Las cosas que contribuyen a la energía de la tierra pueden ayudar a su matrimonio de una manera positiva. También pueden ayudarle en diferentes relaciones.

Puedes usar cosas como cristales y cerámica, cosas hechas de barro para realzar esto. Ya que el Metal es creado por la Tierra, el Metal puede tomar ventaja de los beneficios. El metal es también uno de los elementos Yang que tiene un efecto positivo. El metal también es responsable de crear agua. Esto puede ayudar con el flujo de Chi.

Con el agua como parte del flujo de Chi, el flujo no se detiene. El agua ayuda a que el Chi fluya en diferentes áreas de la vida. Con el Feng Shui, el agua que fluye se considera tranquila y relajante. Usted puede utilizarlo para implementar energía en su hogar.

Si desea avanzar o comenzar su carrera profesional, el agua puede ser utilizada para ese propósito. También representa riqueza y prosperidad. Una buena cosa a poner en práctica para esto sería un acuario o una fuente de agua. Esto puede tener vibraciones positivas en ciertas áreas de su hogar. Un lugar para el que no se recomienda el agua es el dormitorio.

El elemento de madera también se conecta con su hogar y jardín. Se pueden colocar objetos de madera en ciertas áreas para obtener más riqueza. Se pueden colocar cerca de plantas y flores. Otra cosa que puede aumentar la riqueza es la instalación de un banco de madera en el área de su jardín que está designado para la riqueza.

Los colores de Feng Shui

Negro

El negro es el color del misterio. También proporciona protección. Simboliza la noche cuando oscurece y también representa un espacio vacío. Incluso con eso, proporciona intensidad a cualquier área. Si se utiliza con frecuencia, puede traducirse en una atmósfera pesada. El negro también se utiliza para dar fuerza.

Este color puede ser usado en el Este, Norte y Sudeste. No debe utilizarse en el Sur. Se puede usar en el dormitorio de un niño, pero no mucho. También se puede usar en las áreas comunes de su casa.

Si usted está tratando de atraer oportunidades de carrera, puede ser utilizado en el área norte del espacio de cualquiera. El negro se puede combinar con el blanco para su uso en muebles.

Marrón

El color marrón se utiliza en el Este, Sureste y Sur. La energía de este color proporciona mucha nutrición. Puede asociarse con diferentes alimentos y bebidas, como el chocolate y el café.

El marrón también se puede utilizar para las áreas comunes de su casa. Usted no debe usar mucho del color marrón para el dormitorio de un niño o el área suroeste. Si hay demasiado color en un área, puede causar que la gente no dé un paso adelante.

Verde

Este color representa un renacimiento y un nuevo comienzo. El verde proporciona alimento y mantiene la paz en su vida. Cuando se incorpora con Feng Shui, usted debe utilizar diferentes versiones de verde, en lugar de sólo una.

Puede usar plantas que tengan follaje fresco. También se sabe que el verde proporciona curación. Se puede utilizar más en las zonas Sur, Este y Sudeste.

Hay diversas versiones de este color que se pueden utilizar en Feng Shui.

Rojo

Cuando los colores para Feng Shui se utilizan en el formato correcto, su ambiente será el recipiente de buena energía de Feng Shui. El color rojo contribuye a que el Elemento Fuego provea energía.

El fuego puede ser considerado como un aspecto creativo y destructivo. El fuego es un símbolo del sol, de la vida y de la energía que proviene de él. Con este Elemento en tu hogar, puedes experimentar la felicidad y el deseo de realizarse sexualmente.

El rojo también representa pasión y celebración. Los chinos usan el color rojo para la felicidad y la suerte. En la India, el color rojo se utiliza para el matrimonio y las bodas, y en Occidente, el color rojo representa el romance y el coraje.

Cuando la gente decora, el color rojo se usa para enriquecerse. Se debe tener en cuenta que no se debe usar demasiado rojo. De lo contrario, puede provocar enojo y estimulación excesiva.

Con el Feng Shui, el rojo se puede usar en las habitaciones de los niños con precaución. También se puede utilizar en las zonas comunes de la casa, como el comedor, la sala de estar y la cocina.

En las áreas Este, Sureste, Oeste y Noroeste de su casa, usted puede usar el color rojo, pero está limitado a la cantidad que debe usar. El rojo es un candidato perfecto para usar en el Sur.

Naranja

El naranja ha sido apodado el color

"social". Orange es responsable de proporcionar la energía del Feng Shui para participar en conversaciones animadas y tener buenos sentimientos en su hogar. Cuando se acerca la temporada de invierno, puede ser un recordatorio de la temporada de verano. Los incendios de troncos también entran en juego con el color naranja.

Así como el rojo representa el fuego, el naranja también. No es un buen color para las áreas del Oeste y Noroeste. Además de eso, este color no debe ser visto en el Este y Sureste.

Estas áreas están controladas por otros elementos del Feng Shui.

El naranja se puede utilizar para las áreas comunes, como la sala de estar, el comedor, la cocina y en cualquier otro lugar donde el entorno pueda tener acción y mucha energía. Es una buena idea tener algunos productos o accesorios de

Feng Shui.

Dado que el naranja se considera un color suave y cálido, es fácil de incorporar con el Feng Shui. Es un hermoso espectáculo para ver como un atardecer. Realza las habitaciones y las hace sobresalir.

Púrpura

No abuse del color púrpura. Este color es muy fuerte, y tiene una relación con el espíritu. No se recomienda su uso en la pared. Sin embargo, puede ser usado en un espacio donde se está llevando a cabo la meditación. Si usted usa este color en casa, sea muy moderado al usarlo. Puedes usar colores más claros. Se puede utilizar en las zonas Este-Sur y Oeste, con limitaciones.

Una buena manera para que el color púrpura sea implementado es usar el cristal de Feng Shui Amethyst.

Rosa

El color del amor es rosa. También se puede utilizar para mantener la energía en calma. También trabaja para calmar el corazón y darle mucho amor. Este color se utiliza principalmente en el área suroeste. También está en línea con el matrimonio. Al decorar, se utiliza un rosa suave. Cuando hay energía caliente y pesada, se utiliza el rosa caliente.

El rosa es ideal para usar en el dormitorio de una niña pequeña; ¿qué niña pequeña no querría ese color? Ok, puede que haya algunos, pero probablemente son pocos y distantes entre sí. Hay varias combinaciones comunes de rosa que incluyen rosa y negro y rosa y verde. El rosa y el verde representan la actividad. Rosa y negro representan un estilo retro.

Con Feng Shui, los cristales de cuarzo rosa pueden ser usados para el amor. Los cristales son de un rosa suave que calma el alma.

Amarillo

El color amarillo recuerda al sol. Puede iluminar cualquier espacio y proporcionar una atmósfera acogedora. Usted tiene muchas opciones para elegir cuando se trata del amarillo. Este color es una mejor opción para el dormitorio de un niño y la sala de estar.

Si usted tiene una habitación de aspecto aburrido, el uso del color amarillo le dará mucha luz. Proporciona el Elemento Fuego, pero en un formato más suave que el color Rojo. Es más fácil de tratar a mayor escala. El amarillo también se puede utilizar para proporcionar autoestima. Si usas amarillo caliente, no uses demasiado. El amarillo se puede utilizar en las áreas Este y Sudeste.

Gris

El gris se considera generalmente como un color apagado que no tiene mucha vida. Sin embargo, hay un tono de gris (gris noble) que se considera un poco más optimista que el color regular. Gray se utiliza en las áreas oeste, noroeste y norte de Ba-Gua.

No se debe usar demasiado en el Este y el Sureste. La madera es el elemento dominante en esas áreas. Créalo o no, el gris puede proporcionar energía de Feng Shui en la mayoría de las áreas comunes de su hogar.

Puede proporcionar un enfoque claro a cualquier espacio de su hogar. El gris también representa la energía del Elemento Metálico.

Blanco

El color blanco representa los rituales de Yoga. Con el Feng Shui, representa la tranquilidad y la inocencia. También significa principios y finales. Tiene un enfoque limpio y fresco. Puede ser utilizado para los propósitos de Feng Shui dondequiera en su hogar.

En el Este y Sureste, no es una buena idea usar todo blanco. Puedes usar otros colores para mezclarte con él.

Usted puede tener espacio en blanco en su baño o en la sala de mediación. Esto le ayudará a sanar en su casa. También puede ofrecer posibilidades nunca antes exploradas y un futuro prometedor.

Azul

El azul representa los cielos y las aguas claras. Puede ser usado en el este y sureste del espacio de cualquiera. Puesto que el azul está conectado con el agua, la energía es responsable de suministrar alimento al elemento madera. También puede ser utilizado para decoración o arte.

El azul también se puede utilizar como color para los techos. Se ha notado que a los estudiantes les va mejor en sus estudios cuando tienen un techo azul.

Para la armonía, un color azul claro funcionaría bien. Para la paz y la tranquilidad, un color azul oscuro funcionaría mejor. Un color azul profundo puede ser implementado en su dormitorio para ayudar a dormir.

Para las áreas del Sur, Oeste y Noroeste, el azul profundo no debe utilizarse mucho. Los colores azul y blanco se pueden combinar para proporcionar energía.

¿Como crear un hogar feliz con el Feng Shui?

Las áreas que se incorporan con el Feng Shui se construyen para tener la energía en mente. Siempre hay energía a nuestro alrededor que sigue circulando cada minuto del día. Usted puede hacer lo mismo en su casa. Incorporar los principios del Feng Shui puede ayudarle a tener un hogar sano y feliz.

Cuando haga esto, espere que la atmósfera cambie. Cuando la gente viene de visita, se sentirá más feliz de estar en su casa y en su presencia. Cuando ellos sean felices, tú serás feliz. Si usted era pesimista antes, su comportamiento cambiará a lo contrario. Mientras usted mantenga el intercambio de energía positiva fluyendo, usted será capaz de saborear el tipo de ambiente.

Familiarícese con ciertas áreas de su casa. Cuanto más usted está enterado sobre cuáles son las áreas se abarcan, más éxito usted tendrá de incorporar esas áreas con los principios de Feng Shui. Con esto, usted podrá transferirlo a otras áreas de su vida, incluyendo sus relaciones con familiares y amigos.

Veamos algunas cosas que pueden hacer avanzar y mejorar esto:

> ➤ Usted debe tener una conexión con su casa. Examine las áreas de su hogar y determine qué partes no están alineadas con los principios del Feng Shui. Cualquier cosa que no se alinee eventualmente tendrá un efecto perjudicial en su vida.

También causará que usted no tenga tanta energía en esas áreas.

➢ No reaccione de manera exagerada si su casa o las áreas en ella no están respondiendo de la manera que a usted le gustaría que lo hicieran. Un ejemplo sería si usted tiene un sótano en su casa que necesita ser pintado, no se moleste porque no ha sido pintado.

➢ Cree algunas instrucciones de Feng Shui para usted para que pueda seguir adelante y hacer el trabajo. No se enoje ni se agite mientras los compila. Piensa en ello como algo que hay que hacer.

➢ Habrá un tiempo en el que podrás dejar salir tus emociones, pero no permitas que sean un obstáculo para tu tarea.

❯ Cuando usted elimina el desorden de su casa, usted es capaz de proporcionar energía positiva y fresca. Como resultado, su casa también será más saludable. Tener desorden representa confusión e indecisión.

Eso puede resultar ser algo negativo para ti si estás trabajando para incorporar el Feng Shui en tu vida. Una vez que el desorden se haya ido, usted tendrá una sensación de alivio y cualquier estrés que haya tenido se habrá ido. Esto también puede ayudarle a tener una paz mental más saludable.

Otra cosa que algunas personas sienten que les faltan son las relaciones, ya sea un matrimonio, amistad o relación con sus hijos, hermanos, padres u otros parientes. ¿Cómo funciona esto en la ecuación? Bueno, tener relaciones positivas puede darte más energía.

La gente quiere sentir que alguien se preocupa por su bienestar. Mantener cualquier tipo de relación requiere trabajo y no ocurre de la noche a la mañana. Hay algunos que están sanos y otros que se quedan en el camino.

Con respecto a su hogar, hay algunas maneras que pueden ayudarle a mantener sus relaciones frescas y positivas:

• Cambie el formato de sus muebles. Si tiene suficiente espacio, muévalo a otro ángulo o a otra pared. No guarde ningún mueble, como un sofá, una cama, una mesa o sillas en el mismo formato cada año. Empieza a ser monótono. Mover sus muebles puede ayudar a proporcionar más energía en esa área.

• Cualquiera que sea el área de su casa, enfóquese en proveer energía adicional que sea positiva.   Usted puede hacer eso comiendo frutas frescas, flores frescas, o cualquier cosa que sea fresca y sobresalga.

• Sus dormitorios, baños y armarios deben estar libres de desorden. Deberían ser áreas que a la gente no le importaría ver si le estuvieras mostrando tu casa a alguien.

• Tener un televisor en su habitación no es necesariamente una buena idea.
Puede ser una distracción de su propósito real.

• Tenga fotos suyas y de sus seres queridos en un formato positivo.

• No agobies a la gente y no permitas que te agobien. Cada uno necesita espacio y tiempo para sí mismo.

• Escuche música que relaja y calma el alma. Ciertos tipos de música pueden proporcionar gran energía en el ambiente adecuado.

Si su hogar está en un caos... Incorporé el Feng Shui lo más rápido posible!

Feng Shui puede no funcionar demasiado bien cuando su hogar está situado en un callejón sin salida. Sin embargo, eso no habla de todas las casas en esa área curva. Hay algunos hogares que tienen un buen flujo de energía que todavía no consiguen que el flujo de Chi pase a través de ellos.

Aquí están algunas explicaciones en cuanto a por qué un hogar del callejón sin salida puede no recibir el flujo apropiado de Feng Shui que debe:

- Cuando una casa está en un callejón sin salida, hay un movimiento de ida y vuelta de energía compartida entre casas de tres o más personas. La energía dentro de esos hogares vacila y no puede estar quieta. Esto hace que fluya menos energía; por supuesto, esto depende de las casas en ese callejón sin salida en particular.

Aquí hay algunas maneras de resolver el problema del callejón sin salida del Feng Shui:

- El paisaje debe ser limpio y proporcionar energía. Las casas también deben tener un respaldo de calidad que sea robusto y aguante. Evergreens también se puede instalar en la parte trasera de la casa.

La pasarela hacia el frente de la casa debe ser curva. También en la parte delantera de la casa, plante algunos

greens y decórelos con piedras de colores.
Por lo menos la persona que viene a
visitarlo tendrá algo que mirar mientras
camina hacia el frente de su casa.

- Instale una fuente o agua en
movimiento fuera de su casa. O podrías
instalar un baño para pájaros. Con Feng
Shui, la fuente o el baño para pájaros
debe instalarse en la dirección en la que
su casa está orientada. Además, el flujo
de agua debe fluir en la misma dirección.

- Es posible que su puerta de entrada
tenga que ser de cierto color. Si su
puerta está orientada hacia el norte,
puede optar por un color negro o azul
para la puerta. Ya que eso representa
calma, usted no tiene que preocuparse
con mucha confusión dentro y alrededor
de su casa.

Apenas recuerde que cada hogar es diferente, así que puede haber algunos hogares dentro de un callejón sin salida particular que puede tener un montón de energía para Feng Shui. Puede haber algunos fuera de esa área que no tengan esa energía. Hay varios factores que intervienen en este escenario.

Por qué no debe utilizar la alineación directa para las puertas de su casa

Al usar Feng Shui, es importante que las puertas dentro y fuera de la puerta estén cubiertas. A mucha gente le preocupa que esta parte de la casa parezca estar en segundo plano. Sin embargo, es tan importante, si no más, que el resto de los espacios de la casa. La alineación directa de más de una puerta no es adecuada. Puede contribuir al mal Feng Shui.

Aunque el concepto de Feng Shui es tener un equilibrio con el flujo de energía en su hogar, tener una alineación directa con más de una puerta no puede funcionar. La calidad del flujo de energía del Feng Shui está sujeta a disminución.

Un área donde usted no quiere hacer esto es con la puerta delantera y la trasera. La mayoría de la energía del buen Feng Shui proviene de la puerta principal. Si esas dos puertas están alineadas, la energía puede viajar a través de la puerta trasera. Esto no es bueno porque la energía del buen Feng Shui necesita penetrar a través de su hogar. La alimentación también es necesaria.

Tome nota del tipo de energía que se está creando en su hogar. Si no es suficiente, vea lo que puede hacer para crear más energía para un mejor Feng Shui. Sin embargo, si su puerta tiene puertas en su casa que están directamente alineadas entre sí, hay algunas cosas que usted puede hacer para remediar esa situación:

- Para que usted pueda cambiar la forma en que están situadas las puertas, es posible que tenga que cambiar el color de una de las puertas. Después del cambio de color, la relación será diferente, una de las puertas tendrá más fuerza que la otra.

- Donde está la energía, puedes colocar una pequeña mesa redonda allí. La energía será dirigida a otra parte y la energía se ralentizará. Para mejorar, añada un florero o recipiente similar con flores frescas. Hacer esto le dará más credibilidad a la energía.

- Si no quieres usar flores frescas, consigue una planta con una maceta. Tener una planta también enviará la energía en otra dirección.

El propósito al hacer estas cosas es redirigir la energía en otra dirección. No olvide incorporar Chi y enviar el flujo de agua en otra dirección. Es importante mantener la energía del Feng Shui fluyendo en su hogar.

Feng Shui para su cocina

La incorporación de Feng Shui para su cocina tomará algo de tiempo. Usted tiene que ver cómo se coloca dentro de la casa. La cocina suele estar situada junto al patio trasero de la casa. Hay una buena razón para eso.

Desde un punto de vista visual, si la cocina estaba cerca o en el frente, podría plantear una mentalidad de problemas con la alimentación y la nutrición. Tenerlo en la parte delantera de la casa puede significar que usted puede estar tentado a comer cada vez que entra. Sería igual de malo si tuvieras invitados que vinieran a visitarnos. Lo primero que querrían hacer es comer.

Sin embargo, si su casa está configurada de esta manera, usted puede hacer algo al respecto. Usted puede comprar una cortina e instalarla en el área de la entrada de la cocina. O bien, podría medir las puertas francesas para instalarlas en esa área. Otra idea que usted podría implementar es la de tener algo que despierte su interés. Esto puede causar una distracción en el enfoque real (la cocina).

Si está cocinando, debe tener un ojo en la entrada de la cocina. Hay una cocina donde la estufa mira hacia la pared. Para implementar el método Feng Shui, las personas que están cocinando pueden poner un espejo sobre la estufa.

Para las casas más nuevas, los constructores ahora están incluyendo islas que se encuentran en el centro del área de la cocina. Esto sería una buena adición al concepto de Feng Shui. Cuando la isla está estratégicamente situada en el centro, la persona que está cocinando puede ver lo que sucede en otra área.

Cuando se establece de esta manera, pueden seguir participando en lo que está sucediendo en un área cercana, además de seguir cocinando.

Este tipo de configuración de la cocina es atractiva porque permite que otras personas entren y ayuden a cocinar. La persona original que estaba cocinando no se sentirá menospreciada. Puede contribuir a una mayor camaradería y vinculación en las relaciones.

En el Feng Shui, la estufa es el símbolo de salud y riqueza. Todos los quemadores deben ser utilizados por igual haciendo rotaciones. No utilice uno o dos quemadores y deje el resto sin usar. Usar los cuatro en una rotación igual puede causar que usted reciba dinero de más de una fuente.

Se ha notado que con las estufas más viejas, estas son realmente mejores porque incorporan el método de Feng Shui para reducir la velocidad. Echa un buen vistazo a lo que está pasando y a lo que estás haciendo.

Aunque los alimentos que se cocinan en el microondas pueden ser rápidos y convenientes, mientras tanto es posible que se sienta apurado.   Las personas que practican fielmente el método Feng Shui no les gusta usar microondas debido a la gran cantidad de radiación.

La cocina debe ser una de las áreas más limpias de la casa. También debe estar libre de desorden. Si tiene algo que no funciona correctamente o que no funciona en absoluto, debe desecharlo. Tener algo que no funciona o que no funciona correctamente es contrario al propósito y a los principios del Feng Shui.

Usted puede también utilizar diversos métodos y patrones de diseño del concepto de Feng Shui. Los métodos más utilizados son un concepto de estilo Shaker, contemporáneo con colores sólidos y veteados de madera y un aspecto rico que viene con tallas y otros artículos relacionados.

La cocina debe tener una iluminación adecuada y utilizar diferentes tipos. Debe haber suficiente espacio para moverse. Cuanto más espacio tenga, mejor. Si esto significa que tiene que mover máquinas y electrodomésticos para crear más espacio, que así sea.

No necesita mucho equipo de cocina ni utensilios delante de usted. Use sólo las cosas con las que va a cocinar. Cuando haya terminado con esos artículos, puede colocarlos en el fregadero para lavarlos más tarde. Al menos estarán fuera del camino.

Para aumentar la energía en la cocina, puede que quieras tener algo de fruta, flores o una planta sobre la mesa. Esto también alegrará la cocina para que luzca más atractiva. Cocinar en la cocina es donde está el corazón. Quieres tener un lugar donde la gente pueda venir y disfrutar de tu compañía.

Cree la riqueza y la abundancia usando Feng Shui en su cuarto de baño

Un baño es uno de los lugares donde se puede incorporar el Feng Shui con fines de riqueza. Hay diferentes estrategias que puede utilizar para lograr esto.

- **Color** - de los diversos elementos, usted puede utilizar diversos colores para alcanzar su meta de atraer abundancia de usar Feng Shui. Con Madera, se debe usar marrón y verde; con Agua, azul y negro; con Tierra, se pueden usar colores de la colección amarilla y marrón, como el amarillo claro o el beige claro.

- **Cristales** - Usted puede comprar cristales de Feng Shui para usar.

Mézclelos con amatista, citrina, cuarzo rosa y otros de la familia de los cristales. Esta combinación puede crear una cura de la abundancia en Feng Shui.

- **Bambú** - Otra cura de Feng Shui para la riqueza y la abundancia es tener 8 tallos de Lucky Bamboo. Esta cura es utilizada por mucha gente y se puede encontrar en muchos minoristas de flores.

Por otro lado, hay personas que no los cuidan como deberían. El bambú es muy fácil de mantener, pero la gente no se esfuerza por hacerlo. Representa tranquilidad y relajación. Los cinco elementos del Feng Shui tienen un papel que desempeñar en la planta de bambú.

- **Atmósfera** - Decora tu cuarto de baño para que parezca un spa. Un spa es un lugar donde uno va a relajarse. Recibir un masaje le quitará todas las preocupaciones del mundo. Lo único en lo que pensarás es en tener paz mental.

- **Desorden** - Elimine cualquier exceso o desorden que no necesite estar allí. Si tiene artículos que han caducado, deshazte de ellos. Si hay cosas que no has usado en mucho tiempo, deshazte de ellas también. Usted quiere tener cosas en su baño que representen energía positiva. También es importante que la iluminación sea buena.

- **Significado de la riqueza** - Cualquier riqueza que signifique para usted, póngala en el baño. Puede ser una foto, un poema o una cita que le recuerde la riqueza.

- **Asiento del inodoro** - El asiento del inodoro debe permanecer abajo cuando no se usa. Esto demostrará que la energía se

mantendrá y no se esparcirá por todas
partes fuera de esa área.

Implementación de espejos con el concepto de Feng Shui

Los espejos se utilizan generalmente como un reflejo. La gente los usa para mirarse a sí misma. Con el Feng Shui, ayudan a traer agua. También se utilizan para atraer el método Chi además de ampliar el espacio. Los espejos pueden cambiar la forma en que fluye la energía en un área determinada. Son buenos para traer paz y una nueva perspectiva de la vida.

Con el Feng Shui, se utilizan tres tipos de espejos. He aquí una breve sinopsis de ellos:

> ➢ **Convexo** - Se considera que estos espejos representan

protección. Son los ojos y los oídos
y la mayor parte del tiempo, se
utilizan aparte del Feng Shui.
También se pueden utilizar dentro
del concepto, pero hay que
enmarcarlos de cierta manera.

> ***Cóncavos*** - La mayoría de las
veces, estos espejos no se utilizan
dentro del Feng Shui. El reflejo de
los espejos es una versión más
pequeña que se pone al revés.

> ***Típico*** - Dependiendo de la
forma y el marco, representa una
cierta cura de Feng Shui.
Generalmente se colocan en la
parte suroeste de su área.

También está el espejo Ba-Gua, que
está separado de los tres espejos
mencionados anteriormente. Es muy

poderoso y en su mayor parte, la gente no lo usa correctamente. Sólo está hecho para exteriores, no para interiores. Si usted no está sintiendo la energía adecuada en su hogar o negocio, entonces este tipo de espejo le será útil. Este espejo no debe ser usado para decoración.

El espejo Ba-Gua se encuentra en formatos cóncavos y convexos. El Ba-Gua está hecho de madera y se puede elegir entre verde, rojo u oro.

El espejo Ba-Gua es bueno para usar si necesita protegerse de daños o peligros, como ataques contra usted o si hay personas que quieren hacerle daño.

Usted debe consultar con una persona que esté bien informada en Feng Shui para que se coloque en el área correcta.

La mayoría de las veces, se coloca encima de la entrada principal de su casa. Un lugar en el que no se debe colocar es en la sala de estar.

Feng Shui en su dormitorio para potenciar su vida amorosa

Para tener una relación positiva e íntima con tu pareja, necesitas una buena habitación de feng shui. Ambos podrán pasar tiempo renovándose, sin tener que lidiar con muchas cosas innecesarias.

Sólo un mueble importante debe ser colocado en su dormitorio y es la cama. Tienes que tener algo sobre lo que dormir. Consiga algo simple como un marco de madera de la cama junto con un colchón natural. Las sábanas bajo las que duermes deben estar hechas de algodón de la mejor calidad o de cerca. No tiene ninguna electrónica excepto cosas como un reloj.

Parte de la cultura Yin incluye dormir. Es importante que el dormitorio esté situado en la parte trasera de su casa, donde la actividad es mínima. Su dormitorio debe lucir cálido y acogedor. Después de todo, es donde se comparten momentos íntimos y tiernos a solas.

Aquí están algunas más sugerencias de Feng Shui que usted puede utilizar para su dormitorio:

- El dormitorio no debe colocarse sobre el garaje. Aquí es donde usted puede incorporar la baja energía y los problemas con su salud. Además, los elementos eléctricos del vehículo estacionado en el garaje pueden interferir con su sistema electromagnético.

- Trate de no usar artículos que funcionen con electricidad en el dormitorio. Estos artículos pueden provocar una carga eléctrica alta.

- Si es posible, el dormitorio no debe estar en ninguna parte de la cocina, baño, sala de estar o dormitorio de los niños.

- Para mantener las llamas encendidas en tu vida sexual y amorosa, siempre debe haber energía fresca en el dormitorio. Esto puede ser implementado usando cristales, velas o aceites esenciales.

Mantener el dormitorio con un buen Feng Shui ayudará a mantener un flujo positivo y sentimientos sensuales de energía. Un buen dormitorio de Feng Shui debe estar lleno de mucho amor y pasión. También debe ser emocionante y proporcionar relajación.

Aquí están algunas más maneras que usted puede crear un buen dormitorio de Feng Shui:

- No tengas aire viciado en tu habitación. Abra la ventana y deje entrar un poco de aire fresco, si el tiempo lo permite. Usted debe tener aire fresco fluyendo en su dormitorio. Además de eliminar la mayoría de los electrodomésticos, tampoco es aconsejable tener plantas en el dormitorio.

- La iluminación del dormitorio debe ser ajustable. La forma más fácil de hacerlo es instalar un interruptor de atenuación. Podrá ajustar las luces a un nivel apropiado. También puede usar velas, pero compre las que no contienen toxinas.

Use colores que correspondan con el método Feng Shui. Los colores deben crear un equilibrio para el dormitorio. De esta manera, se le asegurará un flujo de energía positiva. Esto le ayudará a dormir mejor. También ayudará a su vida sexual. Algunos colores que funcionarían bien en el dormitorio son el blanco y el marrón chocolate.

Si quieres añadir arte a tu dormitorio, elige piezas que reflejen cómo ves tu vida y tu futuro de una manera positiva. Absténgase de utilizar piezas que representen algo que sea lo contrario.

El procedimiento de Feng Shui para su

cama debe ser como sigue: Usted debe poder acceder a su cama desde ambos lados. La cama no debe estar paralela a la puerta del dormitorio. Puede tener dos mesas pequeñas a cada lado de la cama. Hacer estas cosas ayudará a que su cama y su dormitorio mantengan el equilibrio.

Todas las puertas que están conectadas al dormitorio deben estar cerradas. Ya sea la puerta de entrada, la puerta del armario o la puerta interior del baño, ninguna de ellas debe estar entreabierta. Esto mantendrá el flujo de energía dentro del dormitorio. También mejorará su relación con su pareja.

Usted quiere tener un dormitorio que será el símbolo del placer, la intimidad y el amor. Usar el método de Feng Shui puede ayudarle a hacer exactamente eso.

Su negocio en el hogar, gracias al Feng Shui

Lo creas o no, hay mucha gente de negocios en todo el mundo que usa los principios del Feng Shui en sus negocios. Muchos asiáticos creen que el Feng Shui es necesario para llevar a cabo una gestión empresarial adecuada. De hecho, hay algunos empresarios famosos en los Estados Unidos que están utilizando el Feng Shui y han encontrado un buen éxito en su negocio.

Muchas personas se han transformado en empresarios y han establecido su oficina en su casa. Esta es una manera rentable de empezar porque no hay muchos gastos generales.

Por otro lado, algunas personas que trabajan desde casa se encuentran algo perplejas porque puede ser difícil para ellas separar su negocio en casa de su vida personal y no tienen mucha interacción con otras personas. Sin embargo, tener un negocio en casa supera los retos y frustraciones que la gente enfrenta al trabajar en un trabajo de 9 a 5 años.

Si usted está buscando atraer la riqueza y la abundancia para su negocio basado en el hogar usando Feng Shui, aquí hay algunas maneras de incorporarlo:

✓ Siempre debes sentarte con una pared sólida detrás de tu espalda. Evite sentarse con una ventana detrás de usted.

✓ No debe tener una pared frente a usted mientras está en su escritorio trabajando o cuando entra a la oficina.

✓ Dondequiera que esté su área de riqueza, debe tener el equipo de oficina allí.

✓ Para que el Chi fluya con armonía, coloque las mesas y sillas en un formato estratégico.

✓ Tenga plantas purificadoras de aire en su oficina en casa. Esto ayudará a suministrarle una calidad de aire fresco y también aumentará la cantidad de oxígeno generado en esa área.

✓ Aparte de las plantas purificadoras de aire, absténgase de tener plantas que tengan bordes afilados, como los cactus.

✓ La puerta de entrada a su oficina en casa debe estar libre de obstrucciones. Si hay una obstrucción, como una mesa detrás de la puerta, el Chi no funcionará correctamente.

✓ Para aumentar la presencia de Chi, una buena idea es instalar un cristal colgante en su oficina en casa.

✓ La oficina de su casa debe estar a una buena distancia de su dormitorio.

✓ Su oficina en casa debe ser acerca de la productividad. Los colores de su oficina en casa deben reflejar eso.

✓ La fotocopiadora no debe estar cerca de la puerta principal de entrada. El calor de la fotocopiadora puede hacer que el Chi no fluya correctamente.

✓ Si hay un jarrón vacío cerca de la puerta de entrada principal, el Chi encontrará su camino en el jarrón vacío. Esto perjudicará al medio ambiente.

✓ Si usted tiene clientes que vienen a verlo, trate de colocar una pecera dentro del área de riqueza. Esto le ayudará a obtener mejores resultados y probablemente más clientes, lo que a su vez, significa más dinero.   Tienes que tener cuidado de seguir las instrucciones para hacer esto, de lo contrario no funcionará.

✓   Para que el Chi funcione correctamente, instale una pequeña fuente interior en el rincón de la riqueza. Este método también le ayudará con su salud.

✓   Mantenga sus escritorios y las áreas circundantes libres de desorden. Para ayudar con esto, los chinos no usan bandejas de papel. El concepto está empezando a abrirse camino en los Estados Unidos.

✓   Preste atención al tipo de luz que está utilizando en su oficina en casa. Debe utilizar tanto la iluminación natural como la artificial. No podrá funcionar correctamente si no tiene suficiente luz natural.

Usted también debe pensar en obtener otro tipo de luces, como las luces de espectro completo. Estas luces son similares al espectro de luz natural y han sido calificadas como más saludables de usar.

Hay diversas áreas de su oficina en casa que necesitan ser nutridas con Feng Shui. En la zona Norte se utiliza además del Metal, el Elemento Agua. En su oficina en casa, está bien tener imágenes con marcos en blanco y negro.

La zona sur utiliza el fuego como fuente de energía. Usted debe abstenerse de tener espejos azules o imágenes de agua

que representen este color. El área
sureste es para imágenes que representan
prosperidad y abundancia. El elemento de
madera se utiliza aquí. Con esto, usted
debe abstenerse de imágenes de Fuego y
Metal.

Usando estos principios de Feng Shui
ayudará a su negocio a prosperar y crecer
en prosperidad y abundancia.

Usar Feng Shui para su negocio en Internet

Usted puede utilizar Feng Shui para crear la armonía para sus Web site. Sus páginas web deben estar alineadas correctamente. Usted quiere que los visitantes que vienen a su sitio tengan fácil navegación y acceso. Debería ser una experiencia positiva para ellos.

Las páginas deben estar limpias y usar colores brillantes para el fondo. Si usted crea páginas web con un color oscuro, puede ser una molestia para los que están visitando su sitio web.   Para iniciar el flujo de Chi, puede usar colores en negrita.

El blanco y el azul son algunos de los

que me vienen a la mente. Estos colores
son los símbolos del aire y del agua. Si
usted usa colores que no se mezclan muy
bien, su sitio web no será atractivo. Usted
puede incorporar el mal Feng Shui si no se
ve bien.

Absténgase de añadir cosas como
gráficos animados que quitan la esencia
del sitio web. Si tiene que ser parte del
sitio web, entonces asegúrese de que sea
algo que se vea natural.

En su sitio web, debe tener un área que
muestre un logotipo. Este logo estará en
cada página web que usted cree.
Absténgase de poner muchos juegos y
otros trucos en su sitio web y páginas
web. Esto puede distraer a los visitantes.

Su sitio web debe tener una página de
menú principal. Todos los elementos que

usted está poniendo en el sitio web no deben estar alineados en un lado de la pantalla o desordenados en ambos lados de la pantalla.

No haga que su sitio web se vea tan profesional que nadie quiera quedarse. Crear sitios web que aporten armonía y buen ambiente a los visitantes. Si va a incorporar música, use música que sea relajante. Esto ayudará a crear un Chi positivo.

La cosa importante con la creación de sitios web usando Feng Shui es que usted quiere que sean simples, fáciles de navegar y que no parezcan apresurados o desordenados. Demasiadas cosas en él y la gente se dará la vuelta en un abrir y cerrar de ojos.

Irónicamente, tener un sitio web

apresurado o desordenado puede ser un reflejo de la persona misma. Se trata de tener un flujo positivo para que el buen Chi continúe fluyendo.

Usar Feng Shui para un negocio al por menor

Es posible que desee abrir una tienda minorista. Usted tiene muchos productos, pero no tiene ni idea de cómo atraer o mantener a los clientes una vez que han puesto un pie en su negocio. No entiendes lo que está pasando y necesitas ayuda en este campo.

Usar los principios del Feng Shui puede cambiar su situación. He aquí algunas cosas que usted puede hacer para cambiar la atmósfera de su negocio:

- Tienes demasiadas cosas amontonadas. Los productos son bonitos, pero no hay sentido de qué va a dónde. O pueden estar pensando, "¿Por qué está este producto aquí cuando debería estar en otro lugar?"

Debe eliminar algunos de los productos y dejar algún espacio entre ellos. Agruparlas no hace más que causar confusión para el cliente. Sienten que es demasiado para que lo vean.

Trate de poner los productos en diferentes categorías.   Entonces verá la diferencia cuando los clientes entren. Querrán quedarse más tiempo y mirar porque no están confundidos ni frustrados con lo que van a comprar.

- La energía del Feng Shui desde la puerta de entrada hasta la puerta trasera no fluye adecuadamente. A su vez, usted no obtiene clientes o ventas. En el momento en que el cliente entra por la puerta, necesita ser atraído por lo que usted tiene.

Sea claro en los productos que ofrece y sus beneficios. Los clientes siempre quieren saber qué ganan con ello. Después de todo, usted les está promocionando, así que ¿por qué no les hace saber cómo se pueden beneficiar si compran?

El camino de entrada y el área frontal deben ser más visibles que la parte posterior. Ellos verán el frente de la tienda primero antes de regresar.

- Sus pasillos no están despejados. Usted tiene cosas en el camino que están creando obstáculos para el cliente. Eso no debería ser así. Un cliente no quiere estar apretando o pisando cosas sólo para salir adelante. Hágales espacio en los pasillos para que puedan acceder fácilmente a los productos.

Algunas de estas sugerencias pueden ser implementadas también para Internet. Realice una encuesta o pregunte a algunos de sus clientes si hay cosas que usted puede hacer cambios en su tienda. Usted podría sorprenderse con las respuestas. Es muy importante que usted se adapte a las necesidades del cliente. Sin ellos, no habría negocio.

¿Cómo conseguir a un consultor de Feng Shui?

Hay mucha gente que no está segura de qué hacer primero cuando se trata de Feng Shui. Es posible que necesiten más información para tomar una decisión sobre si esto es para ellos o no. Si usted necesita los servicios de un consultor de Feng Shui, investigue muy cuidadosamente y a fondo.

Es probable que pueda obtener más información en línea y seguir a partir de ahí. Escribe todo lo que quieras del consultor. También hay algunas escuelas donde se enseña Feng Shui.

Es posible que desee comprobar allí para encontrar a alguien que pueda ayudarle.

También puede preguntar a las personas que usted conoce si tienen alguna recomendación. Nunca se sabe quién más ha pasado por este proceso.

   Una vez que se le ocurran algunos nombres, entrevistarlos y verificar sus antecedentes. No tenga miedo de pedir referencias. Ellos deben estar más que dispuestos a proporcionarle esta información. Hágales saber lo que está buscando. Una vez que lo haya resuelto, puede comprobar cuál es el que mejor se adapta a sus necesidades.

Conclusión

Ya sea para mejorar su salud, su vida amorosa o sus finanzas, el Feng Shui ha sido incorporado como una forma de hacerlo. El método ha funcionado para el pueblo chino durante muchos años. Desde que se ha extendido, la gente siente curiosidad por saber cómo puede ayudarles. Este libro electrónico ha proporcionado mucha información para comenzar su viaje hacia la abundancia y otras cosas que pueden mejorar su vida.

Si te mantienes en el camino correcto con esto y eres serio acerca de hacer cambios significativos en tu vida, verás una diferencia. Usted se sorprenderá de lo saludable que se ha vuelto. Estarás tan emocionada de intimar con tu pareja que te dejará sin aliento. Con sus finanzas, usted puede tener más dinero del que alguna vez soñó que era posible cuando usaba el método Feng Shui.

Sólo recuerde que todo no sucederá de la noche a la mañana y que tomará tiempo antes de que usted vea un cambio en su vida para mejor.

Ahora sí, te deseo lo mejor en tus resultados, y recuerda, todo es práctica; no te sirve de nada la teoría sin acción. Lleva a la vida real todo lo que aprendes.

Un fuerte abrazo, tu amigo, Jorge!

Por cierto, cuando logres conseguir tus resultados poco a poco, te recomiendo mucho, si deseas mejorar tus habilidades sociales, mi libro de "COMO CONTROLAR LA ANSIEDAD SOCIAL Y LOS ATAQUES DE

PÁNICO", es un libro que estoy seguro de que te ayudara mucho a evitar cualquier tipo de ansiedad. Sin más dilación, puedes encontrarlo en el buscador de Amazon, como: "Como controlar la ansiedad social y los ataques de pánico" ó buscando mi nombre "Jorge O. Chiesa"… Una vez más te deseo éxito en tus resultados!

www.ingramcontent.com/pod-product-compliance
Lightning Source LLC
Chambersburg PA
CBHW071232240726

48654CB00009B/1019